carboidrati e grassi, che forniscono energia al nostro corpo e svolgono ruoli vitali nella sua struttura e funzione. I micronutrienti, come vitamine e minerali, sono necessari in quantità più piccole ma sono altrettanto importanti per la salute generale e il benessere.

L'Equilibrio tra Nutrienti

Una dieta equilibrata è fondamentale per garantire che il nostro corpo riceva tutti i nutrienti di cui ha bisogno. Questo significa non solo ottenere la giusta quantità di macronutrienti e micronutrienti, ma anche assicurarsi che la qualità dei cibi consumati sia elevata. Una dieta ricca di alimenti integrali come frutta, verdura, cereali integrali, proteine magre e grassi sani può contribuire a mantenere la salute generale e prevenire molte malattie.

L'Impatto delle Scelte Alimentari

Le nostre scelte alimentari possono avere un impatto significativo sulla nostra salute a lungo termine. Una dieta ricca di cibi altamente processati, ricchi di zuccheri aggiunti, grassi saturi e sodio, può aumentare il rischio di obesità, malattie cardiache, diabete e altre condizioni croniche. D'altra parte, una dieta basata su alimenti integrali e nutrienti può migliorare la salute e il benessere complessivi.

Conclusioni

In conclusione, l'alimentazione e la nutrizione sono elementi fondamentali per la nostra salute e il nostro benessere. Comprendere i principi di base della nutrizione e fare scelte alimentari consapevoli può aiutarci a vivere una vita più sana e più felice. Nei capitoli successivi, esploreremo in dettaglio come pianificare e seguire una dieta equilibrata per massimizzare i benefici per la salute.

SOMMARIO

1. Introduzione all'alimentazione e alla nutrizione: In questo capitolo si esplora l'importanza dell'alimentazione per la salute e il benessere, fornendo una panoramica generale sui concetti di base della nutrizione.

2. Principi di base della nutrizione: Si approfondiscono i macronutrienti (proteine, carboidrati e grassi) e i micronutrienti (vitamine e minerali), spiegando le loro funzioni nel corpo e le fonti alimentari principali.

3. Dieta equilibrata e piramide alimentare: Questo capitolo illustra come pianificare una dieta equilibrata utilizzando la piramide alimentare come guida, discutendo la proporzione ideale di ciascun gruppo alimentare.

4. Alimentazione e salute mentale: Si esplora il legame tra alimentazione e salute mentale, discutendo come determinati cibi possano influenzare l'umore, la concentrazione e la salute mentale generale.

5. Alimentazione e sport: Questo capitolo tratta l'importanza dell'alimentazione nello sport e nell'attività fisica, fornendo linee guida per ottimizzare le prestazioni e il recupero attraverso la dieta.

6. Alimentazione e età: Si esplora come le esigenze nutrizionali cambino con l'età, discutendo delle considerazioni dietetiche per bambini, adolescenti, adulti e anziani.

7. Alimentazione e malattie croniche: Questo capitolo affronta il ruolo dell'alimentazione nella prevenzione e nel management delle malattie croniche come diabete, malattie cardiache e obesità.

8. Alimentazione sostenibile: Si discute dell'impatto ambientale dell'industria alimentare e delle scelte alimentari sostenibili che possono contribuire a ridurre l'impatto ambientale e promuovere la salute del pianeta.

9. Alimentazione e cultura: Questo capitolo esplora la relazione tra alimentazione e cultura, discutendo delle tradizioni alimentari, delle pratiche culinarie e delle influenze culturali sulla dieta.

10. Strategie per un'alimentazione sana: Infine, si forniscono consigli pratici e strategie per adottare e mantenere uno stile di vita alimentare sano, inclusi suggerimenti per la pianificazione dei pasti, la lettura delle etichette alimentari e la gestione degli impulsi alimentari.

CAPITOLO 1: INTRODUZIONE ALL'ALIMENTAZIONE E ALLA NUTRIZIONE

L'Importanza della Nutrizione per la Salute

L'alimentazione è molto più di un semplice atto di mangiare. È un processo vitale che fornisce al nostro corpo i nutrienti essenziali di cui ha bisogno per funzionare in modo ottimale. La nutrizione, d'altra parte, è lo studio di come questi nutrienti influenzino la nostra salute e il nostro benessere. Questo capitolo introduttivo si propone di esplorare l'importanza cruciale della nutrizione per la nostra vita quotidiana.

Concetti Fondamentali della Nutrizione

Per comprendere appieno il ruolo della nutrizione nella nostra salute, è essenziale conoscere i concetti di base. I nutrienti possono essere suddivisi in due categorie principali: macronutrienti e micronutrienti. I macronutrienti includono proteine,

CAPITOLO 2: **PRINCIPI DI BASE DELLA NUTRIZIONE**

Introduzione ai Macronutrienti e ai Micronutrienti

Per comprendere appieno il ruolo della nutrizione nella nostra salute, è essenziale conoscere i principi di base dei nutrienti. I nutrienti possono essere suddivisi in due categorie principali: i macronutrienti e i micronutrienti. I macronutrienti sono sostanze nutritive necessarie in grandi quantità e includono proteine, carboidrati e grassi. Questi nutrienti forniscono energia al nostro corpo e svolgono un ruolo cruciale nella sua struttura e funzione. D'altra parte, i micronutrienti sono necessari in quantità più piccole ma sono altrettanto importanti per la salute generale e il benessere. Questi includono vitamine e minerali, che svolgono un ruolo chiave nel sostenere numerosi processi biologici nel corpo.

Le Funzioni dei Macronutrienti:

1. _Proteine_: Le proteine sono costituenti fondamentali delle cellule del nostro corpo e svolgono molte funzioni vitali, tra cui la costruzione e la riparazione dei tessuti, la produzione di ormoni e enzimi, e il supporto del sistema immunitario. Le fonti proteiche includono carne, pesce, uova, latticini, legumi, noci e semi.

2. _Carboidrati_: I carboidrati sono la principale fonte di energia per il nostro corpo. Possono essere suddivisi in zuccheri semplici e complessi. Gli zuccheri semplici si trovano in alimenti come frutta, miele e dolci, mentre i carboidrati complessi sono presenti in alimenti come cereali integrali, riso, pasta e verdure.

3. _Grassi_: I grassi forniscono energia e sono coinvolti nella costruzione delle membrane cellulari, nella produzione di ormoni e nella protezione degli organi. Esistono grassi saturi, insaturi e trans, e

le fonti includono oli vegetali, noci, semi, pesce e latticini.

L'Importanza dei Micronutrienti

1. *Vitamine*: Le vitamine sono composti organici essenziali per numerose reazioni chimiche nel corpo. Svolgono un ruolo chiave nella regolazione del metabolismo, nel supporto del sistema immunitario e nella salute generale. Le fonti di vitamine includono frutta, verdura, latticini, carne e pesce.

2. *Minerali*: I minerali sono elementi inorganici vitali per numerose funzioni corporee, come la formazione delle ossa, il mantenimento dell'equilibrio dei fluidi e la trasmissione degli impulsi nervosi. Essi sono presenti in alimenti come frutta, verdura, cereali integrali, carne, latticini e legumi.

Conclusioni

Comprendere i principi di base dei macronutrienti e dei micronutrienti è fondamentale per una corretta alimentazione. Assicurarsi di ottenere la giusta quantità di proteine, carboidrati e grassi, insieme alle vitamine e ai minerali necessari, è essenziale per mantenere la salute e il benessere generale. Nei capitoli successivi, esploreremo come bilanciare questi nutrienti nella nostra dieta quotidiana per ottimizzare la nostra salute.

CAPITOLO 3: DIETA EQUILIBRATA E PIRAMIDE ALIMENTARE

Introduzione alla Dieta Equilibrata

Una dieta equilibrata è essenziale per fornire al nostro corpo i nutrienti di cui ha bisogno per funzionare in modo ottimale. Questo capitolo esplorerà i principi di base di una dieta equilibrata e introdurrà la piramide alimentare come guida pratica per una sana alimentazione.

Fondamenti della Piramide Alimentare

La piramide alimentare è uno strumento visivo che suddivide i gruppi alimentari in base alla loro importanza relativa nella nostra dieta. Nella sua forma più comune, la piramide alimentare ha una base ampia di alimenti ricchi di carboidrati come cereali, pane, riso e pasta, seguita da strati di frutta e verdura, quindi proteine magre come carne, pesce, uova e latticini, e infine grassi sani come oli vegetali, noci e semi. In cima alla piramide ci sono gli alimenti che dovrebbero essere consumati con moderazione, come dolci, snack ad alto contenuto calorico e bevande zuccherate.

Come Utilizzare la Piramide Alimentare

La piramide alimentare fornisce una guida generale su cosa mangiare e in quale quantità. Si consiglia di consumare porzioni più grandi di alimenti alla base della piramide, come cereali integrali, frutta e verdura, e porzioni più piccole di alimenti nella parte superiore, come dolci e snack. È importante anche variare la dieta all'interno di ciascun gruppo alimentare per assicurarsi di ottenere una vasta gamma di nutrienti.

I Benefici di una Dieta Equilibrata

Seguire una dieta equilibrata secondo le linee guida della piramide alimentare può portare a numerosi benefici per la salute. Questi includono un migliore controllo del peso, un ridotto rischio di malattie croniche come diabete, malattie cardiache e obesità, e un miglioramento generale del benessere fisico e mentale.

Conclusioni

Una dieta equilibrata basata sulla piramide alimentare fornisce una guida pratica per pianificare pasti sani e nutrienti. Assicurarsi di consumare una varietà di alimenti provenienti da tutti i gruppi alimentari può contribuire a mantenere la salute e il benessere generale nel lungo termine. Nei capitoli successivi, esploreremo strategie per implementare una dieta equilibrata nella vita quotidiana.

CAPITOLO 4: ALIMENTAZIONE E SALUTE MENTALE

Il Collegamento tra Alimentazione e Salute Mentale

La connessione tra ciò che mangiamo e la nostra salute mentale è sempre più evidente. Questo capitolo esplora il modo in cui l'alimentazione può influenzare l'umore, la cognizione e la salute mentale generale.

Alimenti che Favoriscono la Salute Mentale

Certamente, alcuni alimenti possono avere un impatto positivo sulla salute mentale. Le ricerche hanno dimostrato che una dieta ricca di frutta, verdura, cereali integrali, proteine magre e grassi sani può supportare la salute del cervello e migliorare l'umore. Inoltre, l'inclusione di alimenti ricchi di omega-3, come pesce grasso, noci e semi, può essere particolarmente benefica per la salute mentale.

Effetti Negativi di Alcuni Alimenti sulla Salute Mentale

Allo stesso modo, alcuni alimenti possono avere effetti negativi sulla salute mentale. Il consumo eccessivo di cibi ad alto contenuto di zucchero, grassi saturi e additivi artificiali può contribuire a squilibri nell'umore e nell'energia, oltre a essere associato a una maggiore incidenza di disturbi dell'umore come l'ansia e la depressione.

Il Ruolo degli Alimenti nella Regolazione dell'Umori

Gli alimenti possono influenzare la chimica del cervello e la produzione di neurotrasmettitori che regolano l'umore. Ad esempio, alcuni alimenti ricchi di triptofano, come il tacchino e il latte, possono aumentare la produzione di serotonina, un neurotrasmettitore associato al benessere e alla felicità.

Strategie Alimentari per Promuovere la Salute Mentale

Per promuovere una buona salute mentale attraverso l'alimentazione, è consigliabile adottare una dieta ricca di alimenti integrali, limitare il consumo di alimenti ad alto contenuto di zucchero e grassi saturi, e includere fonti di omega-3 nella dieta. Inoltre, praticare il mindfulness durante i pasti e mantenere un equilibrio complessivo nella dieta può svolgere un ruolo importante nel sostenere la salute mentale.

Conclusioni

La relazione tra alimentazione e salute mentale è complessa e multidimensionale. Scegliere cibi nutrienti e adottare un approccio equilibrato all'alimentazione può contribuire significativamente al benessere mentale complessivo. Nei capitoli successivi, esploreremo ulteriori strategie per migliorare la salute attraverso l'alimentazione.

CAPITOLO 5: ALIMENTAZIONE E SPORT

L'Importanza dell'Alimentazione nello Sport

L'alimentazione svolge un ruolo fondamentale nelle prestazioni sportive e nel recupero. Questo capitolo esplorerà come le scelte alimentari possono influenzare l'energia, la resistenza, la forza e il recupero nei praticanti di sport e attività fisica.

Nutrienti Chiave per gli Atleti

Gli atleti hanno esigenze energetiche e nutrienti diverse rispetto alla popolazione generale. È essenziale garantire un adeguato apporto di carboidrati per il carburante energetico, proteine per la riparazione e la crescita muscolare, e grassi sani per il supporto metabolico. Inoltre, è importante mantenere l'equilibrio dei fluidi e fornire al corpo le vitamine e i minerali necessari per la salute e le prestazioni ottimali.

Pianificazione dei Pasti per Atleti

La pianificazione dei pasti è cruciale per gli atleti, sia prima che dopo l'allenamento o la competizione. Consumare una combinazione equilibrata di carboidrati e proteine prima dell'allenamento può fornire energia e supportare la prestazione. Dopo l'esercizio, è importante consumare alimenti ricchi di proteine e carboidrati per aiutare il recupero muscolare e rifornire le riserve energetiche.

Alimenti per Prestazioni Ottimali

Alcuni alimenti possono essere particolarmente utili per migliorare le prestazioni sportive. Ad esempio, le banane sono una fonte naturale di carboidrati e potassio, che possono contribuire a mantenere l'energia durante l'allenamento. Allo stesso modo, il pesce ricco di omega-3 può supportare la salute delle articolazioni e ridurre l'infiammazione dopo l'esercizio.

Supplementazione per Atleti

Mentre una dieta equilibrata dovrebbe fornire la maggior parte dei nutrienti necessari per gli atleti, in alcuni casi può essere utile integrare con integratori alimentari. Tuttavia, è importante consultare un professionista della salute o uno specialista dello sport prima di iniziare qualsiasi regime di integrazione, poiché alcune sostanze possono avere effetti collaterali o interazioni indesiderate.

Conclusioni

Un'alimentazione adeguata è fondamentale per massimizzare le prestazioni sportive e sostenere il recupero. Gli atleti dovrebbero prestare attenzione non solo a cosa mangiano, ma anche a quando mangiano per ottimizzare le prestazioni e il recupero. Nei capitoli successivi, esploreremo ulteriori considerazioni dietetiche per atleti e appassionati di fitness.

CAPITOLO 6: ALIMENTAZIONE ED ETÀ

L'Importanza delle Esigenze Nutrizionali in Diverse Fasi della Vita

Le esigenze nutrizionali variano significativamente in base all'età, con bambini, adolescenti, adulti e anziani che hanno requisiti unici per sostenere la crescita, lo sviluppo e il mantenimento della salute. Questo capitolo esplorerà come le esigenze alimentari cambiano durante le diverse fasi della vita e fornirà consigli pratici per adattare l'alimentazione di conseguenza.

Alimentazione per Bambini e Adolescenti

Durante l'infanzia e l'adolescenza, è cruciale fornire una dieta ricca di nutrienti per sostenere la crescita e lo sviluppo ottimali. I bambini hanno bisogno di un adeguato apporto di proteine, carboidrati, grassi, vitamine e minerali per sostenere la crescita muscolare, lo sviluppo osseo e la funzione cognitiva. Gli adolescenti, in particolare, possono avere esigenze energetiche elevate a causa della crescita rapida e dell'attività fisica aumentata.

Alimentazione per Adulti

Nella vita adulta, è importante adottare abitudini alimentari sane per sostenere la salute e il benessere generale. Gli adulti dovrebbero concentrarsi su una dieta equilibrata che includa una varietà di alimenti integrali come frutta, verdura, cereali integrali, proteine magre e grassi sani. Inoltre, è importante mantenere il controllo del peso e limitare il consumo di cibi ad alto contenuto di zucchero e grassi saturi per prevenire malattie croniche e promuovere la salute a lungo termine.

Alimentazione per Anziani

Con l'avanzare dell'età, le esigenze nutrizionali possono cambiare a causa di una diminuzione del metabolismo, cambiamenti nelle abitudini alimentari e un aumento del rischio di malattie croniche. Gli anziani possono avere bisogno di una dieta ricca di proteine per mantenere la massa muscolare e l'indipendenza, nonché di un adeguato apporto di vitamine D e calcio per la salute delle ossa. Inoltre, è importante mantenere l'idratazione e consumare alimenti ricchi di antiossidanti per sostenere la salute del cervello e prevenire le malattie neurodegenerative.

Considerazioni Speciali

In ogni fase della vita, possono esserci considerazioni speciali da tenere in considerazione per garantire un'alimentazione adeguata. Queste possono includere allergie alimentari, intolleranze, condizioni mediche specifiche e cambiamenti nelle esigenze caloriche e nutrienti. Consultare un professionista della salute o un dietista può essere utile per personalizzare un piano alimentare che soddisfi le esigenze individuali.

Conclusioni

L'alimentazione gioca un ruolo fondamentale nel supportare la salute e il benessere in tutte le fasi della vita. Adottare abitudini alimentari sane e adattare la dieta in base alle esigenze nutrizionali specifiche dell'età può contribuire a migliorare la qualità della vita e prevenire malattie croniche. Nei capitoli successivi, esploreremo ulteriori considerazioni dietetiche per specifiche fasce di età e condizioni mediche.

CAPITOLO 7: ALIMENTAZIONE E MALATTIE

Il Ruolo Cruciale dell'Alimentazione nella Prevenzione delle Malattie

L'alimentazione svolge un ruolo fondamentale nella prevenzione e nel management delle malattie croniche. Questo capitolo esplorerà come le scelte alimentari possono influenzare il rischio di sviluppare malattie come il diabete, le malattie cardiache, l'obesità e altro ancora, e fornirà consigli pratici per adottare una dieta che promuova la salute e il benessere.

Alimentazione e Diabete

Il diabete è una malattia cronica caratterizzata da livelli elevati di zucchero nel sangue. Una dieta equilibrata che controlla l'apporto di carboidrati, monitora l'assunzione di zuccheri aggiunti e favorisce il mantenimento del peso corporeo può aiutare a prevenire il diabete di tipo 2 e supportare il management del diabete di tipo 1 e 2.

Alimentazione e Malattie Cardiache

Le malattie cardiache sono una delle principali cause di morte nel mondo. Una dieta ricca di frutta, verdura, cereali integrali, pesce, noci e semi può aiutare a ridurre il rischio di malattie cardiache, abbassando il colesterolo LDL (il "cattivo" colesterolo) e migliorando la salute cardiovascolare complessiva.

Alimentazione e Obesità

L'obesità è una condizione in cui il corpo accumula eccesso di grasso, aumentando il rischio di numerose malattie, tra cui diabete, malattie cardiache e alcuni tipi di cancro. Una dieta equilibrata che controlla le porzioni, limita il consumo di cibi ad alto contenuto calorico e promuove l'attività fisica può aiutare a prevenire e gestire l'obesità.

Alimentazione e Altre Malattie

Oltre al diabete, alle malattie cardiache e all'obesità, l'alimentazione può influenzare il rischio di sviluppare una vasta gamma di altre malattie, tra cui il cancro, le malattie neurodegenerative e le malattie autoimmuni. Adottare una dieta ricca di alimenti integrali e nutrienti può aiutare a supportare il sistema immunitario, ridurre l'infiammazione e migliorare la salute generale.

Conclusioni

L'alimentazione svolge un ruolo cruciale nella prevenzione e nel management delle malattie croniche. Adottare una dieta equilibrata e sostenibile può aiutare a ridurre il rischio di sviluppare malattie e migliorare la qualità della vita nel lungo termine. Nei capitoli successivi, esploreremo ulteriori strategie per promuovere la salute attraverso l'alimentazione.

CAPITOLO 8: ALIMENTAZIONE SOSTENIBILE

L'Importanza dell'Alimentazione per la Sostenibilità Ambientale

L'alimentazione svolge un ruolo cruciale nella sostenibilità ambientale. Questo capitolo esplorerà l'impatto ambientale dell'industria alimentare e fornirà consigli pratici per adottare scelte alimentari più sostenibili che possano ridurre l'impatto negativo sull'ambiente.

Impatto Ambientale dell'Industria Alimentare

L'industria alimentare contribuisce in modo significativo all'impatto ambientale globale, attraverso la deforestazione, l'uso intensivo di acqua, l'inquinamento dell'aria e del suolo, e le emissioni di gas serra. In particolare, la produzione di carne e latticini ha un impatto significativo sull'ambiente, con una grande quantità di risorse utilizzate per allevare animali e produrre cibo di origine animale.

Scelte Alimentari Sostenibili

Adottare una dieta più sostenibile può aiutare a ridurre l'impatto ambientale dell'alimentazione. Ciò include ridurre il consumo di carne e latticini, privilegiando alimenti a base vegetale come frutta, verdura, legumi, noci e semi. Inoltre, scegliere prodotti locali, di stagione e biologici può aiutare a ridurre l'impronta ambientale complessiva dell'alimentazione.

Riduzione degli Sprechi Alimentari

Gli sprechi alimentari sono un problema significativo a livello globale, con enormi quantità di cibo che vengono gettate ogni giorno. Ridurre gli sprechi alimentari può contribuire non solo a risparmiare risorse, ma anche a ridurre l'impatto ambientale dell'industria alimentare. Ciò include pianificare i pasti, conservare correttamente gli alimenti e utilizzare gli avanzi in nuovi piatti.

Promozione di Pratiche Agricole Sostenibili

Oltre alle scelte alimentari individuali, è importante promuovere pratiche agricole sostenibili che riducano l'impatto ambientale della produzione alimentare. Ciò può includere pratiche come l'agricoltura biologica, l'agricoltura rigenerativa e l'agroforestazione, che favoriscono la salute del suolo, la biodiversità e la conservazione delle risorse naturali.

Conclusioni

L'alimentazione svolge un ruolo fondamentale nella sostenibilità ambientale, con le scelte alimentari che possono avere un impatto significativo sull'ambiente. Adottare una dieta più sostenibile e promuovere pratiche agricole sostenibili può contribuire a mitigare l'impatto negativo dell'industria alimentare sull'ambiente e promuovere un futuro più sostenibile per tutti. Nei capitoli successivi, esploreremo ulteriori strategie per adottare un'alimentazione più sostenibile nella vita quotidiana.

CAPITOLO 9: ALIMENTAZIONE E CULTURA

Il Legame tra Alimentazione e Cultura

L'alimentazione e la cultura sono strettamente intrecciate, influenzandosi reciprocamente in modi complessi. Questo capitolo esplorerà come le tradizioni alimentari, le pratiche culinarie e le influenze culturali plasmano le nostre scelte alimentari e la nostra relazione con il cibo.

Tradizioni Alimentari

Ogni cultura ha le proprie tradizioni alimentari, che riflettono la storia, le risorse disponibili, il clima e le credenze culturali. Queste tradizioni possono includere piatti simbolici, rituali alimentari e festività legate al cibo. Le tradizioni alimentari possono essere un importante mezzo di trasmissione della cultura e del patrimonio culturale da una generazione all'altra.

Pratiche Culinarie

Le pratiche culinarie variano ampiamente da cultura a cultura, con tecniche di preparazione, metodi di cottura e condimenti che riflettono la diversità e la ricchezza della cucina mondiale. Le pratiche culinarie possono influenzare non solo il gusto e la qualità del cibo, ma anche la salute e il benessere, con alcune tecniche di cottura che possono preservare meglio i nutrienti o ridurre l'apporto calorico.

Influenze Culturali sulle Scelte Alimentari

Le influenze culturali giocano un ruolo significativo nelle nostre scelte alimentari, influenzando ciò che mangiamo, come mangiamo e con chi mangiamo. Le norme sociali, le tradizioni familiari, le tendenze culinarie e i valori culturali possono tutti influenzare le nostre preferenze alimentari e il nostro comportamento alimentare.

Multiculturalismo e Fusion Food

Nelle società sempre più multiculturali, si assiste a un aumento del fusion food, con la fusione di ingredienti, tecniche e sapori provenienti da diverse culture culinarie. Questo fenomeno riflette non solo la diversità delle società moderne, ma anche la capacità del cibo di unire le persone e creare nuove esperienze culinarie uniche.

Conclusioni

L'alimentazione e la cultura sono due elementi intrinsecamente legati, con le tradizioni alimentari, le pratiche culinarie e le influenze culturali che plasmano la nostra relazione con il cibo. Comprendere e apprezzare la diversità culturale nel cibo può arricchire la nostra esperienza culinaria e promuovere la consapevolezza e il rispetto delle tradizioni alimentari di tutto il mondo. Nei capitoli successivi, esploreremo ulteriori aspetti dell'alimentazione e della sua relazione con la società e la salute.

CAPITOLO 10: STRATEGIE PER UN'ALIMENTAZIONE SANA

Obiettivi di un'Alimentazione Sana

Un'alimentazione sana è essenziale per la salute e il benessere generale. Questo capitolo fornirà una serie di strategie pratiche per adottare abitudini alimentari che promuovano la salute e riducano il rischio di malattie croniche.

1. Pianificazione dei Pasti

Pianificare i pasti in anticipo può aiutare a garantire che si seguano scelte alimentari più sane e si riduca la tentazione di optare per cibi poco salutari. Fare una lista della spesa e preparare i pasti in batch possono facilitare la gestione della dieta durante la settimana.

2. Focus su Alimenti Integrali

Gli alimenti integrali, come frutta, verdura, cereali integrali, proteine magre e grassi sani, dovrebbero costituire la base della dieta. Questi alimenti forniscono una vasta gamma di nutrienti essenziali e sono associati a una riduzione del rischio di malattie croniche.

3. Limitazione di Zuccheri e Grassi Saturi

Limitare il consumo di zuccheri aggiunti e grassi saturi può contribuire a mantenere un peso corporeo sano e ridurre il rischio di malattie cardiache e diabete. Leggere le etichette alimentari e optare per cibi con basso contenuto di zuccheri aggiunti e grassi saturi può aiutare a mantenere una dieta equilibrata e sana.

4. Controllo delle Porzioni

Controllare le porzioni può aiutare a gestire l'apporto calorico complessivo e a mantenere un peso corporeo sano. Utilizzare piatti più piccoli, porzionare il cibo prima di sedersi a tavola e evitare di mangiare direttamente dalla confezione possono aiutare a evitare il sovrapporsi delle porzioni.

5. Bere Acqua Sufficiente

L'acqua è essenziale per il corretto funzionamento del corpo e può contribuire a controllare l'appetito e mantenere un livello di idratazione ottimale. Bere almeno otto bicchieri di acqua al giorno può aiutare a garantire un adeguato apporto di liquidi.

6. Moderazione nell'Alcol

L'alcol può contribuire significativamente all'apporto calorico complessivo e può essere associato a un aumento del rischio di malattie croniche come l'obesità, il diabete e le malattie cardiache. Limitare il consumo di alcol e optare per bevande a basso contenuto di alcol può aiutare a mantenere la salute generale.

7. Ascolto del Corpo

Ascoltare il proprio corpo e rispondere ai segnali di fame e sazietà può aiutare a evitare il sovrapporsi delle porzioni e a ridurre il consumo di cibo in eccesso. Mangiare lentamente, gustare il cibo e prestare attenzione ai segnali di sazietà può contribuire a una migliore gestione del peso e al controllo dell'appetito.

Conclusioni

Adottare un'alimentazione sana è una parte essenziale per mantenere la salute e il benessere generale. Utilizzare le strategie sopra elencate può aiutare a guidare scelte alimentari più consapevoli e promuovere uno stile di vita sano nel lungo termine. La chiave è l'equilibrio, la varietà e la moderazione, insieme a una consapevolezza delle proprie esigenze e preferenze individuali. Con un approccio olistico all'alimentazione e al benessere, è possibile creare abitudini alimentari sostenibili che supportino la salute e la felicità nel lungo termine.